LES VIVANTS ENTERRÉS

ET

LES MORTS RESSUSCITÉS.

LES

VIVANTS ENTERRÉS

ET LES

MORTS RESSUSCITÉS,

CONSIDÉRATIONS PHYSIOLOGIQUES

SUR LES MORTS APPARENTES

ET

LES INHUMATIONS PRÉCIPITÉES.

Par A. DEBAY.

PARIS,

MOQUET, LIBRAIRE-ÉDITEUR,

COUR DE ROHAN, 3, PASSAGE DU COMMERCE.

1846.

LA VIE

On ne connaît la vie que par ses phénomènes : si les investigations de la science parviennent un jour à découvrir la puissance qui anima le premier être, alors seulement on pourra la définir.

La physique nous apprend que la vie est la manifestation d'activité des corps et que cette activité est émanée d'une force fondamentale.

Les physiologistes nous disent : la vie est le balancement de deux forces propres à la matière : l'une de ces forces se nomme *excitation*, l'autre *relâchement* ; ou, en d'autres termes : la *contraction* de la fibre, sous l'influence d'un stimulus, et sa *détente* lorsque ce stimulus cesse d'agir. Action et *réaction*, tel est le mécanisme de la vie. Le parfait équilibre entre ces deux forces constitue la santé ; si cet équilibre est troublé, la maladie en résulte, et s'il est entièrement détruit, la vie s'éteint, l'être est frappé de mort.

Tout est prodige ; tout est mystère dans la vie générale comme dans la vie individuelle. D'abord, un atome, un germe ; puis ce germe, fécondé par le principe de vie, croît, se développe, devient un être vivant. Mais, avant d'arriver à cette forme qui distingue son espèce, à ces proportions qui caractérisent son individualité, l'homme doit passer par tous les états intermédiaires de la série zoologique.

Pour le philosophe qui s'est voué à l'étude de la nature, que d'admirables surprises, quelles étonnantes et merveilleuses métamorphoses (1)!... Pendant cette marche incessante et

(1) Voyez l'explication curieuse et détaillée de la fécondation et de la génération humaine dans l'ouvrage du même auteur, intitulé *Histoire des métamorphoses humaines*, grand in-18, 3 fr. 50 c. chez MOQUET, cour de Rohan, 3.

progressive de la vie, il a pu suivre l'enchaînement des phénomènes, dans l'ordre physique; il est même parvenu à expliquer leur mode de succession; mais lorsqu'arrivé au sommet de l'échelle qu'occupe l'homme, comme être le plus parfait, il regarde en bas, il se demande toujours *qu'est-ce que la vie*? Alors ne pouvant sonder l'impénétrable mystère, sa pensée le porte aux sphères de l'idéal, et il dit : *La vie, c'est la puissance suprême; la force éternelle, c'est DIEU!*

Lorsqu'on étudie les phénomènes qu'offrent la vie et l'organisation, dans l'immense série des êtres, depuis l'heure de l'animation jusqu'à celle de la mort, on n'est pas moins émerveillé; l'homme, ne pouvant résoudre le dernier mot du problème, se reporte encore vers une force insaisissable, éternelle.

En effet, relativement à la forme, quelles innombrables variétés parmi les êtres qui peuplent le globe terrestre; relativement à la dimension, d'une moisissure au cèdre orgueilleux et superbe, de l'insecte microscopique à la baleine colossale, quelle antithèse! relativement à la durée de la vie entre l'éphémère qui n'a que quelques heures d'existence et certains animaux qui vivent des siècles entiers, quelle énorme distance!

Maintenant si nous considérons les phénomènes que nous présente la vie selon les espèces, les âges et les climats, selon son intensité ou sa faiblesse, selon ses anomalies, nous oserons à peine croire à ce qui se passe sous nos yeux. — Un léger contact, une goutte d'eau, un souffle, suffit pour éteindre la vie chez tel être, tandis que tel autre résiste aux chocs les plus violents, à l'avulsion d'un membre, à la perte de la moitié de son corps.

— Un ver coupé en deux, loin de perdre la vie, forme deux êtres, qui se meuvent séparément. — On voit des coléoptères vivre encore après avoir supporté la perte de la moitié de leur individu. — Un de ces insectes avait eu les deux tiers du corps rongé par des fourmis qui s'étaient logées au fond de l'excavation, et, malgré cette énorme perte de substance, il n'en continuait pas moins à marcher tranquillement. — On a fait geler des chenilles au point de les rendre cassantes, et cependant on a pu les ranimer. — Falconet, se trouvant en Bresse, vit une masse de terre vaseuse qu'un pêcheur venait de retirer d'un étang; cette masse, après avoir été lavée, offrit un amas d'hirondelles gelées qu'on rappela à la vie en les exposant à une chaleur douce et graduée. — Des grenouilles écorchées vives, sautent et existent des semaines entières. — Une tortue, clouée sur le pont d'un navire, vécut pendant trois mois. — M. de Humboldt a vu un condor que des chasseurs avaient étranglé le matin, se remettre à marcher, le soir, lorsqu'on lui ôta le lacet. — Burdack rapporte l'exemple d'un renard qui, frappé d'un plomb mortel, tomba raide sur la place, et fut immédiatement dépouillé; sa peau ne tenait plus que par les oreilles, lorsque, revenant tout-à-coup à la vie, il happa la main de celui qui l'écorchait et lui fit une profonde morsure. — Les hiboux, les porc-épics, les hérissons cloués sur un mur, donnent encore, au bout de plusieurs semaines, des signes d'existence. — Un naturaliste ayant rempli de coton le ventre d'une sauterelle, la fixa sur une planche au moyen d'une longue épingle. Trois mois après, cette sauterelle parvint à arracher l'épingle et sauta au nez du naturaliste qui en ce moment préparait d'autres insectes. — On sait que des crapauds ont été trouvés soit dans de vieilles maçonneries, soit au milieu de blocs de pierre, où ils vivaient depuis nombre d'années, complétement privés d'air.

La vie, chez l'être humain, offre à peu près les mêmes phénomènes d'extinction subite, sans lésion appréciable et de ténacité remarquable.

— Une femme de Gisors bien portante mourut en bâillant. — Une autre mourut en étendant les bras pour atteindre un fruit qui pendait à une branche. — Une troisième éprouva le même sort en se baissant pour ramasser une épingle. — Une fille chlorotique tomba au bruit d'un coup de canon; elle était morte lorsqu'on la releva. — Un enfant que sa mère allait fouetter pour le corriger de sa gourmandise tomba mort au premier coup de verge. — Un cultivateur, revenant des champs, mourut subitement en posant par hasard le pied sur un lièvre au gîte, etc., etc. Il est bon de faire observer que ces différentes morts ne furent point dues à une cause foudroyante, telle que l'apoplexie, la rupture d'un anévrisme du cœur : les cadavres n'offrirent aucune lésion organique. La cause de la mort resta mystérieuse ; les hommes de l'art ne purent la découvrir.

Parmi les exemples de ténacité de la vie, Cowper parle d'un soldat qui eut la moitié du corps emportée par un boulet et qu'on retrouva, six jours après, sur le champ de bataille, respirant encore. — Des mineurs ensevelis sous des éboulements ont attendu, pendant des semaines entières, le moment de leur délivrance. — Un montagnard surpris par une avalanche resta le laps de vingt jours englouti sous les neiges ; au bout de ce temps, la fonte ayant eu lieu, il put, moyennant quelques secours, regagner paisiblement ses foyers. — Le baron de Tott fait mention d'un Arabe dont les bras, les jambes, les oreilles et le nez avaient été coupés, et qui, malgré cette mutilation générale, passait gaîment ses journées à fumer sous la tente, etc., etc.

On rencontre quelquefois des individus qui possèdent le singulier privilége de suspendre à volonté les mouvements de la vie ; parmi les exemples de ce genre, on cite celui qu'a offert le colonel Townshend comme le plus remarquable. Ce colonel fit appeler deux médecins et un pharmacien pour les rendre témoins de sa mort apparente ; il se coucha sur son lit en leur présence et devint en quelques minutes blafard, puis raide et glacé. Un des médecins explora l'artère brachiale, l'autre appliqua l'oreille sur la région du cœur ; ni l'un ni l'autre ne perçurent le plus petit battement. Le pharmacien, de son côté, plaça une glace devant la bouche du sujet, et le poli n'en fut point terni. Cette expérience dura trois quarts d'heure. Alors les spectateurs dirent au colonel de cesser, que c'était assez; que cet état trop prolongé pouvait lui devenir funeste; mais le colonel gardait toujours l'immobilité d'un cadavre. Les hommes de l'art, après une exploration nouvelle, se regardèrent effrayés et allaient se retirer, croyant que le pauvre colonel avait été victime de son expérience, lorsque les pulsations de l'artère, revenant peu à peu, ainsi que les mouvements respiratoires et la chaleur, annoncèrent que cet homme singulier rentrait dans le domaine des vivants.

Ainsi tout est merveilleux dans les phénomènes de la vie, soit qu'on les suive dans leur cours normal, soit qu'on les étudie dans leurs anomalies; tout est empreint du sceau mystérieux de la force infinie, et le savant, ne pouvant plus, comme Prométhée, dérober au ciel le feu sacré, reconnaît qu'il est une limite posée à l'intelligence humaine.

LA MORT.

C'est la vie éteinte pour jamais dans les corps organisés ; c'est un sommeil glacé qui n'a point de réveil.

La mort, de même que la vie, a ses anomalies, ses singularités. On trouve consignées dans les annales de la science une foule d'observations curieuses sur les phénomènes offerts par certains cadavres, phénomènes extraordinaires qu'on est cependant parvenu à expliquer, du moins d'une manière satisfaisante.

Selon l'âge du sujet, le genre et la durée de la maladie à laquelle il a succombé, selon la saison, le lieu et la composition chimique du terrain où il a été enseveli, son cadavre se putréfie promptement ou avec lenteur ; quelquefois il se conserve au point de faire croire à un embaumement ; d'autres fois il se momifie, se dessèche et présente la forme d'un squelette noirâtre; mais le plus généralement, il prend un aspect blanchâtre et se résoud en une substance mollasse, appelée par les fossoyeurs *gras des cimetières*, et que les chimistes ont nommée adipocire.

La mort n'atteint pas soudainement tous les organes à la fois; elle marche, au contraire, successivement d'un organe à l'autre, et le dernier qu'elle frappe, celui qui résiste le plus longtemps, est le système musculaire. En effet, après l'extinction complète de la vie dans les autres organes, les muscles conservent encore une des propriétés vitales, la *contractilité*. Les expériences d'un grand nombre d'anatomistes ont démontré que, 12 heures et même 20 heures après la mort, les cadavres tressaillaient, s'agitaient sous l'influence d'une secousse galvanique. Il y a vraiment de quoi être étonné à la vue d'un cadavre qui frémit, remue les bras et les jambes au choc de la pile galvanique; on serait tenté de croire au retour de la vie dans un corps qu'elle avait abandonné, et que la science a désormais trouvé le secret de faire revivre les morts.

Parmi les phénomènes cadavériques dont la vue étonne le plus, se trouvent ceux de la sueur, de l'absorption, de la croissance des dents, des cheveux, de la barbe et des ongles. Ces portions inorganiques de l'économie humaine continuent à croître plus ou moins longtemps, après la mort, par une véritable exhalation des sucs que contiennent leurs bulbes ou racines.

Nous citerons plusieurs faits puisés à des sources authentiques et qui passèrent pour miraculeux à ces époques où la science n'avait encore pu les expliquer.

On lit dans les *Éphémérides des Curieux de la Nature* :

Une femme hystérique étant morte à la suite d'un violent accès nerveux, une sueur abondante s'établit sur toute la surface cutanée de son cadavre. Les parents de la défunte, surpris de ce phénomène, différèrent l'enterrement de quinze jours. — Le deuxième jour du décès, la sueur reparut, mais moins abondante; — Le troisième jour, elle diminua encore; — Les quatrième et cinquième jours elle se tarit aux membres et continua aux aines, à la poitrine et à la face; — Le sixième jour, la sueur se borna au front et à la lèvre supérieure; elle sortait lentement et formait des gouttelettes qu'une garde-malade essuyait avec un linge. Ce phénomène alla toujours en diminuant jusqu'au quatorzième jour, époque à laquelle des taches verdâtres parurent sur le ventre du cadavre, qui entra promptement en putréfaction et fut enterré le quinzième jour.

— Le cadavre d'un marin breton présenta pendant six jours les mêmes phénomènes.

— Plusieurs étudiants en médecine de la Faculté de Pavie s'apprêtaient à disséquer le cadavre d'un noyé qu'on avait apporté gelé à l'hospice, lorsqu'ils aperçurent des gouttes de sueur ruisseler sur son visage et sa poitrine. Ils pensèrent d'abord que cette sueur n'était autre chose que de l'eau congelée sur la peau et que liquéfiait la chaleur du lieu; mais le professeur Mascagni attribua ce phénomène aux vaisseaux exhalants qui continuaient à fonctionner. Curieux d'expérimenter si les vaisseaux absorbants entreraient en action, ce professeur injecta un litre d'eau tiède dans l'estomac du cadavre. Deux jours après, la nécropsie ne laissa point découvrir une seule goutte d'eau dans le viscère; l'absorption du liquide avait été complète.

— Le phénomène de la pousse des dents est assez fréquent chez les cadavres d'enfants, morts à l'époque de la seconde dentition.

Thomas Bartholin cite comme exemple remarquable, la petite fille âgée de sept ans, d'un comte milanais dont il fréquentait la maison. Cette enfant mourut à la suite d'une fièvre cérébrale et fut enterrée pendant l'absence de ses parents qui voyageaient en France. Six mois après, les parents, de retour dans leurs foyers, voulurent faire embaumer le corps de l'enfant.

Bartholin, présent à l'exhumation, trouva le cadavre à demi-putréfié; les cheveux et les ongles étaient dans toute leur intégrité; mais ce qui l'étonna le plus, ce fut la bouche de la petite fille qui, dégarnie de dents à sa mort, offrait en ce moment un râtelier admirable de blancheur et parfaitement aligné. La croissance des dents avait donc continué après la mort, et six mois avaient suffi à leur entier développement.

Un habile anatomiste de Paris, qui s'occupe de préparations de pièces anatomiques, a écrit plusieurs observations intéressantes sur la pousse des dents chez les squelettes qu'il prépare en leur conservant le système ligamenteux.

Tout le monde sait aujourd'hui que les poils, la barbe, les cheveux et les ongles poussent encore pendant les huit à douze heures qui suivent la mort. Il n'est point rare de voir, dans les hôpitaux, la barbe des hommes, fraîchement rasée avant le décès, croître de plusieurs lignes; mais lorsque l'activité du système pileux continue un mois, deux et trois mois après la mort, le cas est anormal. Ce phénomène, d'autant plus remarquable qu'il est plus rare, a donné lieu à des recherches, à des discussions scientifiques consignées dans divers ouvrages, notamment dans les *Éphémérides des Curieux de la Nature* et dans les *Transactions Philosophiques*. MM. Serres et Pariset ont prouvé dans un écrit que la pousse de ces parties demi-végétales du corps humain, n'avait rien d'extraordinaire.

Ambroise Paré conservait dans son cabinet un cadavre embaumé, et se plaisait à raconter aux visiteurs curieux, que les ongles, les cheveux et les poils coupés et rasés quelques jours avant la mort, avaient acquis après l'embaumement la longueur qu'on leur voyait au commencement, c'est-à-dire, les cheveux, huit pouces, la barbe, trois pouces, et les ongles, cinq lignes.

— Le célèbre anatomiste Ruisch a consigné quelque part dans ses ouvrages, qu'ayant écorché le cadavre d'un nègre pour en envoyer la peau au musée de Moscow, la toison laineuse qui recouvrait les différentes parties de cette enveloppe humaine, végéta encore pendant plusieurs mois.

Les physiologistes Germanus et Burdack ont vu la barbe, les cheveux et les ongles de plusieurs cadavres être coupés à diverses reprises et repousser au bout de quelques jours.

On lit dans le grand *Dictionnaire des Sciences médicales* :

« Un père conserva les restes d'un fils qu'il avait beaucoup aimé : après quelques jours d'une muette douleur, il voulut le contempler encore. La barbe de ce fils qu'on avait rasée après la mort avait tellement crû, que le père s'abusa au point de prendre ce phénomène pour un retour à la vie. »

Nous tirons des archives anatomiques de Nuremberg le fait suivant :

Le cadavre de Loïsen, jeune femme décédée en 1620, fut mis dans une bière peinte en noir, selon l'usage du pays, et enterré dans une fosse du cimetière dont le sol était ferrugineux. Mais la beauté de sa chevelure tenta la cupidité du fossoyeur qui, de nuit, ouvrit la bière, coupa les cheveux de la morte et les vendit.

Trente ans plus tard, le même fossoyeur, creusant une fosse au même endroit, trouva et reconnut la bière de Loïsen ; comme il l'examinait attentivement pour s'assurer s'il ne se trompait point, il aperçut à travers les planches disjointes et à demi-pourries de longues mèches de cheveux : aussitôt il ouvrit la bière et resta muet d'étonnement à la vue d'un corps desséché qu'entourait une épaisse chevelure ! Les cheveux avaient crû avec une force si prodigieuse que toute la bière en était remplie. Revenu de sa surprise, au bout de quelques minutes, il voulut porter la main à la tête du cadavre ; mais à peine l'eut-il touchée que le corps entier tomba en poussière ; il ne resta plus dans le cercueil que les dents, les ongles et les cheveux.

Le fait le plus remarquable, le plus extraordinaire, et auquel bien des lecteurs n'oseront ajouter foi, est celui qui fut inséré, dans le recueil académique, au commencement du siècle dernier, par le sieur Tamponette, maître accoucheur du collège de chirurgie de la ville de Paris.

Le professeur Tamponette était un de ces hommes laborieux qui aiment à fouiller, à étudier la nature dans ses écarts et ses mystérieuses irrégularités. Alors qu'il n'existait pas encore de musée anatomique, cet habile accoucheur avait collectionné tout ce que la génération humaine offrait de plus étrange et de plus bizarre. On voyait dans son cabinet des monstres de toutes les formes, de tous les genres, de tous les sexes; enfin toutes les productions tératologiques du règne animal. Dans cette riche collection, que visitaient une foule de curieux, se trouvait le cadavre d'un jeune homme de vingt ans à qui *les cheveux*, *la barbe et les ongles poussaient*.

Voici, en quelques lignes, l'histoire de ce

fameux cadavre qui attira l'attention du monde savant.

Le professeur Tamponette comptait au nombre de ses élèves un jeune homme de dix-huit ans d'une constitution tout-à-fait singulière : il tenait de la femme hystérique par sa susceptibilité nerveuse portée à un degré maladif, et de la bête fauve par le système pileux. La surface entière de son corps était couverte d'un poil rude, épais et tirant sur le roux; on ne lui voyait du visage que le nez, la bouche et les yeux; les autres parties se cachaient sous le poil, de telle sorte qu'il ressemblait assez à un orang-outang; il faisait peur aux femmes, aux enfants et à lui-même, car il n'osa jamais se regarder dans une glace. Ce garçon, quoique mangeant beaucoup, était d'une maigreur extrême; tous les sucs nutritifs passaient dans son système pileux; aussi se voyait-il obligé de retrancher, chaque semaine avec des ciseaux, cette exubérance poilue qui l'incommodait au point de mettre obstacle à la liberté de ses mouvements. Cet état dura jusqu'à vingt ans, époque où la maigreur du corps augmentant toujours, le pauvre garçon se mit au lit et mourut.

Pendant les deux derniers mois de sa vie, sa barbe avait acquis l'incroyable longueur d'*un mètre quarante-cinq centimètres!* et sa peau ressemblait littéralement à la peau d'un ours au pelage roussâtre.

Le professeur Tamponette embauma le cadavre de son élève selon la méthode égyptienne et le conserva dans son cabinet. Un soir, ses élèves ayant par mégarde, approché de la momie, un flambeau allumé, la barbe s'enflamma et. malgré l'empressement que l'on mit à l'éteindre, fut presqu'entièrement brûlée. Alors, un des élèves, pour effacer les traces de l'incendie, savonna la face du cadavre, tira son rasoir et lui fit la barbe suivant toutes les règles de l'art. O prodige!.. Le lendemain la barbe avait repoussé de quelques lignes, et les jours suivants, elle crût avec tant de force, qu'avant la fin de la semaine elle atteignit trois centimètres de longueur.

Le professeur, instruit de ce phénomène, voulut en être le témoin oculaire. En conséquence, il fit raser devant lui la momie et vint, au bout de 24 heures s'assurer de la vérité du fait : effectivement, la barbe avait repoussé d'une manière très sensible ; les ongles aussi se faisaient remarquer par leur longueur démesurée.

De ce jour le professeur Tamponette soumit la barbe et les ongles de sa momie à des coupes régulières ayant lieu chaque semaine ; il invita les naturalistes et tous les curieux de la capitale à être témoins de ce rare phénomène.

Le rédacteur du recueil des mémoires académiques ajoute que la momie du sieur Tamponette fut barbifiée et unguifiée durant trois années consécutives et que, ce laps de temps écoulé, la vitalité du système pileux s'éteignit, mais que les ongles continuèrent à croître pendant six mois encore.

Nous pourrions rapporter beaucoup d'autres

faits analogues, en nous étayant de noms scientifiques devant lesquels il n'est point permis de douter; mais les exemples cités suffisent pour faire comprendre au lecteur que la nature est un livre immense où chaque page est semée d'étonnants phénomènes, où chaque mot est une énigme qui n'échappe que trop souvent à la sagacité humaine.

MORTS APPARENTES.

INHUMATIONS PRÉCIPITÉES.

—

On a donné le nom de mort apparente à cet état d'immobilité et d'insensibilité complètes dans lequel se trouve plongé, pendant un temps plus ou moins long, un être encore doué de vie.—Les fonctions de la vie animale semblent être entièrement éteintes, et le corps offre l'aspect d'un cadavre.

Cette grave maladie donne annuellement lieu à de fatales méprises et amène des inhumations précipitées, dont le chiffre est plus élevé qu'on ne le pense.

Les morts apparentes et les inhumations précipitées ont, de tout temps, excité l'attention des hommes de l'art et des jurisconsultes. Les anciens peuples n'ensevelissaient leurs morts qu'après les avoir laissés plusieurs jours exposés au grand air. — Chez les Égyptiens, le cadavre n'était livré aux embaumeurs qu'au moment où la putréfaction commençait à s'en emparer. — Les Grecs conservaient leurs morts quatre à cinq jours; — les Romains, cinq à six. Pendant cet espace de temps, le cadavre était lavé avec du vin ou de l'eau aromatisée; on l'oignait de parfums, on l'habillait à neuf, et il restait exposé sous le vestibule de la maison, la tête couronnée de fleurs. Cette coutume se rencontre encore aujourd'hui chez les Orientaux, mais modifiée selon les mœurs de l'époque.

Chez nous, la loi civile ne permet l'inhumation que vingt-quatre heures après le décès. Ce laps, qui semble suffisant pour la majorité des cas, ne l'est point du tout dans les cas assez nombreux où le sujet a succombé à certaines maladies, telles que l'épilepsie, l'hystérie, la catalepsie, l'éclampsie, l'extase, le sommeil léthargique, la fièvre algide, etc., ou aux diverses causes qui déterminent l'apoplexie, la lipothymie, la syncope, l'asphyxie, etc. Les hommes de l'art reconnaissent unanimement la nécessité de retarder l'inhumation des sujets morts à la suite d'une de ces affections; car des faits, malheureusement trop nombreux, ont prouvé que ces morts n'étaient qu'apparentes, et qu'un retard de quelques jours aurait rendu à leurs familles désolées des parents que la bière a étouffés.

Depuis quelques années, des voix se sont élevées de tous côtés contre la barbarie de ces inhumations précipitées, qui jettent aux vers de la tombe des corps pleins de vie. Un philantrope a même proposé un prix à celui qui établirait les signes irrécusables d'une mort certaine, absolue. Mais le désir de servir la cause de l'humanité, plutôt que l'appât du gain, a fait entreprendre à ce sujet des travaux importants. M. Le Guern qui s'efforce, avec une constance digne d'éloges, d'éclairer cette grave question, vient de publier récemment une brochure où l'on remarque la statistique suivante :

En France, sur 32 millions d'habitants,

20,800 ont été enterrés vivants, dans le court espace de 13 ans ;

35 se sont réveillés d'eux-mêmes au moment où on les portait au cimetière ;

13 ont dû leur retour à la vie à la tendresse de leurs parents ou amis, après avoir été jugés morts ;

7 ont été tirés de leur sommeil léthargique par la chute du cercueil ;

9 par suite de piqûres faites en épinglant le linceul ;

19 par suite de retards éventuels dans la cérémonie des funérailles.

Devant des chiffres qui parlent si haut, on voit qu'il est de la plus grande importance, et pour la sécurité individuelle et pour la cause de l'humanité, de ne constater un décès que sur des signes tout-à-fait certains, et surtout de ne jamais se presser dans l'accomplissement des derniers devoirs.

MORT APPARENTE.

Parmi les cas de mort apparente, on cite en première ligne celui qui donna lieu à la fatale méprise d'André Vésale, célèbre anatomiste du dix-septième siècle, exemple que les chirurgiens devraient toujours avoir présent à la mémoire avant de procéder à une autopsie cadavérique.

André Vésale traitait un noble Castillan pour une maladie dont la cause et le siége avaient échappé à son diagnostic ; mais qu'il supposait être une affection du cœur. Son malade étant mort, il demanda aux parents la permission d'ouvrir le cadavre, et l'obtint. Vésale, en présence de plusieurs personnes, plongea son scalpel dans la poitrine du défunt et la fendit de haut en bas; mais au moment où sa main allait saisir le cœur, il la retira subitement... Les assistants, surpris de ce mouvement précipité, s'approchèrent du cadavre, et virent un cœur tout sanglant qui palpitait encore... Soudain, un cri d'horreur et d'effroi retentit dans la salle; Vésale pâlit, se troubla, et le jour même fut accusé devant le redoutable tribunal de l'inquisition, d'avoir porté une main homicide et sacrilége sur le corps d'un noble castillan. Il fut condamné à mort; mais le roi, dont il était le médecin et qui appréciait ses talents, fit commuer la peine en un pélerinage en Terre-Sainte, pour expier son crime.

— L'abbé Prévost, auteur du roman de Manon Lescaut, dut la mort à une semblable erreur. Le galant abbé, bien portant la veille, fut trouvé le lendemain, dans la forêt de Chantilly, étendu sur le sol, privé de sentiment, raide et glacé. On le jugea mort, et la justice ordonna l'ouverture du cadavre, afin de s'assurer si cette mort n'était point le résultat d'un crime. A peine le scalpel du chirurgien eut-il fendu la poitrine, qu'un cri aigu, atroce, s'échappa de la bouche de l'abbé... Mais la blessure était mortelle, et l'infortuné Prévost ne rouvrit un instant les yeux que pour déplorer l'épouvantable méprise qui les lui fermait à jamais !

— Le cardinal Espinosa, premier ministre de Philippe II, fut jugé mort de douleur à la suite de sa disgrâce; mais cette mort n'était qu'apparente; car au moment où l'on pratiquait l'autopsie, il fit un mouvement convulsif avec la main, pour écarter le fer homicide qui lui fouillait les entrailles. L'opérateur pâlit, et les spectateurs restèrent immobiles d'effroi; mais le pauvre cardinal ne put échapper à la mort qu'on venait de lui donner.

Si le scalpel nécropsique fut si fatal aux trois

sujets dont nous venons de parler, il devint au contraire très favorable à la personne dont suit l'observation :

L'abbé Menon, secrétaire de l'académie d'Angers, rapporte qu'une fille, âgée de 22 ans, entra un matin à l'hospice de cette ville pour y chercher un remède contre la terrible maladie dont elle était atteinte. Les secours de l'art furent inutiles; elle succomba le soir même à la violence du mal, et les sœurs hospitalières firent emporter le cadavre dans la salle des morts. Vingt-quatre heures après le décès, le chirurgien procéda à l'autopsie : mais à peine eut-il commencé la première incision, qu'un cri perçant le fit tressaillir et reculer d'effroi!... Le sang jaillit avec force du sein de la jeune fille qui soudain se dressa sur son séant, en poussant des hurlements affreux. De prompts secours arrêtèrent l'hémorrhagie, heureusement peu dangereuse, et la *morte* sortit un mois après de l'hospice, guérie de sa maladie et pleine de santé.

On remarque dans la brochure de M. Leguern, que nous venons de citer, le passage suivant :

« A Brest, une grande fosse est destinée aux pauvres; ils y sont portés, enveloppés dans une serpillière et enterrés côte à côte : la misère confond là tous les cadavres. Les femmes du peuple ont l'habitude d'aller prier au bord de cet abîme funèbre pour les âmes de tous.— Un jour, la domestique d'un de mes amis priant ainsi, près de la grande fosse, crut remarquer que la terre d'une tombe fraîchement comblée, *remuait!* Elle s'enfuit épouvantée, arriva chez son maître et ne parla de ce qu'elle avait vu, que plusieurs jours après. Bien que l'avertissement fût trop tardif pour être fructueux, on avertit le fossoyeur. Aussitôt la tombe fut décomblée et l'on trouva le cadavre, *les bras levés* comme s'il eût fait un effort pour soulever le voile de terre qui l'étouffait. »

Don Calmet raconte que, pendant plusieurs ours de suite, on entendit des gémissements dans une fosse du cimetière de Bar-le-Duc ; les fossoyeurs, prévenus de cette circonstance, ouvrirent la tombe et trouvèrent le cadavre, encore chaud, d'un homme qui s'était dévoré la moitié du bras.

Pareil malheur eut lieu au cimetière d'Allais : la bière d'une pauvre femme ayant été ouverte, par autorité de justice, quelques jours après l'inhumation, on aperçut cette victime, couverte de sang caillé et les poings totalement rongés.

— Une jeune comtesse d'Augsbourg mourut à la suite d'un affreux accès d'hystérie et fut enterrée dans le caveau réservé à la sépulture de sa famille. Huit jours après un de ses parents étant mort, on ouvrit le caveau pour y déposer sa dépouille ; alors on entendit des gémissements qui partaient du cercueil de la jeune comtesse ; on s'empressa de le briser et l'on y trouva la défunte pleine de vie, mais avec le poignet droit de moins, qu'elle s'était rongé pour assouvir sa faim.

— Milady Russel resta pendant neuf jours dans un état de mort apparente, offrant tous les phénomènes de la mort réelle, absolue ; elle ne dut son retour à la vie qu'à la tendresse de son mari qui s'opposa opiniâtrement à l'inhumation, jusqu'au moment où le cadavre offrirait des signes de putréfaction. Le neuvième jour au soir, des taches bleuâtres sur quelques régions du corps firent croire à un commencement de décomposition. Lord Russel désespéré quitta le cadavre de sa femme, et la cloche des morts annonçait que l'âme d'une créature humaine s'envolait dans l'éternité, lorsque Milady Russel rouvrit les yeux et agita les bras comme si elle sortait d'un profond sommeil.

Nous terminerons ces exemples par l'histoire de François Civille, gentilhomme normand, citée dans tous les ouvrages écrits sur cette matière, et qui mérite en effet d'être connue.

La baronne de Civille, morte enceinte, fut enterrée pendant l'absence de son mari. Celui-ci, de retour le lendemain, fit exhumer le corps de sa femme; un habile chirurgien pratiqua aussitôt l'opération césarienne et retira un enfant vivant qu'on nomma François Civille. La mère n'eut point le privilège de rentrer dans la vie, mais le fils grandit plein de force et de santé.

A trente ans, François Civille, parvenu au grade de capitaine, figurait au siége de Rouen où il reçut, pendant l'assaut, une grave blessure. Tombé dans le fossé, les soldats ennemis le dépouillèrent et laissèrent le cadavre à demi-enfoncé dans la vase. Le domestique du gentilhomme, étant venu de nuit pour ramasser le corps de son maître et lui donner la sépulture, crut y découvrir quelques signes de vie; il s'empressa donc de l'emporter au logis et le placer convenablement dans un lit. Le capitaine resta cinq jours et cinq nuits privé de tout sentiment. Le sixième jour la ville fut prise d'assaut, et les ennemis, en pillant la maison de François Civille, rencontrèrent son cadavre qu'ils précipitèrent d'une croisée dans la cour. Le cadavre tomba sur un amas de fumier où il resta trois jours exposé à toute l'intempérie de la saison. Au bout de ce temps, il fut de nouveau recueilli par son valet et porté chez ses parents dont les soins empressés le rendirent enfin à la vie.

Une autre fois, il fut retiré complétement asphyxié d'un lac où il se baignait et revint encore à l'existence.

En mémoire de ces trois délivrances miraculeuses, le gentilhomme breton signait dans ses actes : *François de Civille, trois fois mort et trois fois ressuscité par la grâce de Dieu.*

L'histoire des individus enterrés vivants remplirait des volumes. Nous nous bornons aux faits cités, pensant qu'ils suffisent pour démontrer tous les dangers qu'entraînent les inhumations précipitées. Nous renvoyons les lecteurs, qui seraient curieux de connaître plus en détail les annales de l'imprévoyance humaine, aux ouvrages de Pline le naturaliste, Winslow, Bruhier, Davis, Louis, Verdier, Terrili, etc.

DES SIGNES DE LA MORT ABSOLUE ET DES MOYENS EMPLOYÉS POUR LA RECONNAITRE.

Jusqu'ici les hommes de l'art ont indiqué comme tels :

La rigidité cadavérique.

L'insensibilité générale.

La cessation des battements du cœur et de la respiration.

L'entier refroidissement du corps.

L'affaissement des pupilles.

La face hippocratique ou cadavéreuse, etc.

Mais ces signes sont incertains et trompeurs ; en effet, si l'on consulte certains exemples fournis par le règne animal, on s'étonnera de la prodigieuse ténacité de la vie, dans des corps entièrement inanimés, en apparence, et de l'état d'engourdissement, de torpeur nécroïde qui résiste aux moyens les plus violents. — Les animaux hibernants, c'est-à-dire qui dorment durant toute la saison d'hiver, offrent un exemple frappant de mort apparente ; chez eux, la respiration et la circulation sont inappréciables, la chaleur est nulle, le mouvement et la sensilibité n'existent plus ; on peut les écorcher, les disséquer en détail sans qu'ils donnent aucun signe de douleur ; cependant ils vivent ! Il en est de même chez l'espèce humaine, dans certaines affections léthargiques. — D'où il faut conclure que les signes indiqués plus haut, comme propres à constater la mort, ne fournissent point le degré de certitude voulu pour porter un jugement aussi grave. Mais une épreuve irréfragable, un signe infaillible de la mort absolue, c'est la PUTRÉFACTION. Ce signe ne trompe jamais ; c'est le véritable cachet de la mort.

Parmi ces moyens on donne les suivants, comme étant moins sujets à erreurs ;

1° Placer une glace devant la bouche ; après quelques instants, selon qu'elle se ternit ou conserve sa pureté, on juge de la vie ou de la mort. — La flamme d'une bougie, un léger duvet placé devant les voies aériennes, par leur agitation ou leur immobilité servent à établir le même jugement.

2° Laisser tomber sur l'épigastre, une goutte de cire à cacheter incandescente; s'il se forme un cercle rosé autour de la goutte de cire refroidie on doit espérer que la vie n'est pas éteinte; au contraire, si au bout d'un certain temps, la peau ne change pas de couleur, il n'y a plus d'espoir.

3° Les scarifications, les incisions, la brûlure par l'eau bouillante, le fer rouge ou le moxa.

4° La commotion électrique.

Lorsque le sujet reste insensible à l'action de ces divers procédés, il n'y a presque plus de chances de retour à la vie; cependant, nous le répétons encore, ces moyens peuvent être infidèles, attendu qu'il est des cas de mort apparente où la sensibilité est complètement éteinte, et que porter un jugement de mort absolue, à la suite de l'infructueux emploi de ces moyens, serait une imprévoyance aussi coupable que peu sage.

AGONIE

SIGNES QUI ACCOMPAGNENT LA MORT LENTE.

L'homme est arrivé à la dernière limite du voyage de la vie, haletant, épuisé ; l'abîme de la tombe s'ouvre sous ses pas, et lentement il y descend pour s'endormir du long sommeil. Alors sa respiration devient difficile, s'embarrasse et s'interrompt ; les mucosités accumulées dans les aréoles pulmonaires la rendent stertoreuse, il râle. Le pouls augmente de vitesse, devient irrégulier, petit, vermiculaire ; la circulation s'éteint de la circonférence au centre, et sa sphère va toujours en se rétrécissant de telle sorte que le mouvement circulatoire cesse d'abord dans les petites artères, puis dans celles d'un plus gros calibre, enfin, de proche en proche, jusqu'au cœur qui donne un faible et dernier battement. La peau se refroidit et souvent se recouvre d'une sueur visqueuse ; la face prend une teinte livide ; les traits s'affaissent ; les yeux s'enfoncent, tandis que les pommettes accusent leurs saillies ; les tempes se creusent, le nez s'effile, la bouche s'agrandit, les lèvres s'amincissent et deviennent blafardes, le menton s'alonge en pointe, les paupières tombent et voilent à demi de vitreuses prunelles ; dans cet état, les yeux conservent une effrayante fixité ; enfin, une dernière expiration sort de la poitrine, et l'homme a jeté son dernier soupir.

Ainsi que nous l'avons démontré, la vie quitte un à un les organes, et la mort s'en empare successivement. Le cadavre se met peu à peu en équilibre de température avec les corps environnants, c'est-à-dire qu'il se refroidit graduellement, et ce n'est qu'au bout de vingt à trente heures qu'il a perdu toute chaleur. Ce refroidissement, dont la lenteur n'est pas en rapport avec les lois de la conductibilité du calorique, a soulevé cette question : à savoir si la chaleur continue encore dans un cadavre après l'extinction de la vie, ou, dans le cas contraire, pourquoi son extinction est si lente.

La mort anéantit l'individualité; mais la vie universelle persiste; toute vie particulière procède de la vie universelle et retourne à sa source.

Le corps que la mort a frappé rend aux divers éléments ce qui leur appartient ; aucune de ses particules n'est perdue; chacune d'elles est absorbée par d'autres corps qui s'en emparent et l'assimilent à leur propre substance. La dépouille des animaux engraisse le sol, et le sol se couvre de végétaux qui servent de nourriture à une multitude d'êtres vivants. Ainsi marche incessamment la vie générale, et semblable au cercle dont elle est l'emblème, elle n'a ni commencement ni fin ; elle se résume dans ce mot : **Éternité.**

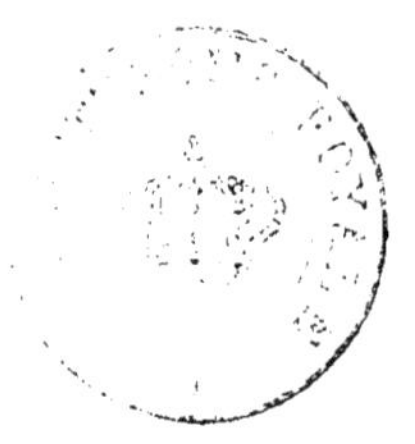

FIN.

LAGNY. — Imprimerie de Giroux et Vialat.

Ouvrages du même auteur.

CHEZ **MOQUET**, COUR DE ROHAN, 3, PASSAGE DU COMMERCE.

HISTOIRE DES MÉTAMORPHOSES HUMAINES ET DES MONSTRUOSITÉS ; STÉRILITÉ, IMPUISSANCE, PERFECTIONNEMENT DES RACES, CALLIGÉNÉSIE ; par DEBAY. 1 fort vol. 3 fr. 50 c.

Cet ouvrage, qui contient tout ce que la nature humaine offre de bizarre et de mystérieux, prend l'homme au moment de la conception, et le suit dans toutes les phases de son existence physique. L'auteur, qui a fait de sérieuses études sur les races humaines, explique tous les mystères de la génération ; il passe en revue toutes les aberrations de la nature : les monstres, les multinames, les femmes barbues, les hermaphrodites, les géants, les nains, les hommes squelettes, les obèses, les hommes à queue, les hommes ruminants, les hommes polyphages, sauvages, ours, lions, amphibies, etc., etc. De là il examine les vices héréditaires, et indique les causes de ces difformités et de ces maladies, triste héritage de certaines familles. D'excellentes études, fortifiées par des voyages scientifiques lointains, ont permis à l'auteur de comparer avec l'Européen les formes herculéennes et robustes du Turc, du Grec et du Bédouin, et de donner des préceptes certains pour le perfectionnement des races.

BIOGRAPHIE D'ABD-EL-KADER, et description des populations de l'Algérie, et en particulier des Kabyles; par DEBAY. In-18 ; prix : 1 fr.

Cet ouvrage, très intéressant, fruit de notes que l'auteur a recueillies pendant de longues excursions scientifiques en Algérie, donne dans un cadre charmant tout ce qu'on peut dire sur l'Afrique française ; quand on connaît ce livre, d'une lecture séduisante, on peut converser sur toutes nos possessions d'Afrique, car l'auteur nous les fait parcourir toutes, et décrit chaque ville, chaque hameau, les divers habitants qui les peuplent, leurs mœurs plus ou moins bizarres. On croirait peut-être que l'ouvrage de M. Debay est une topographie sèche et aride ; qu'on se détrompe ! l'auteur dit tout sur ces populations sauvages ; mais il le dit d'une telle manière, qu'on dévore ce livre, et qu'on se croit transporté tantôt au milieu des tribus bédouines, tantôt dans les villages crénelés du Kabyle, ou sur les tapis moelleux des habitations mauresques.

MYSTÈRES DU SOMMEIL ET DU MAGNÉTISME. explication des prodiges qu'offre cet état de la vie humaine ; 4e *édition*, par DEBAY ; 1 vol. in-12. 2 fr.

Trois éditions rapidement épuisées attestent le mérite de ce spirituel ouvrage.

HYGIÈNE DE LA BEAUTÉ, résumé de tous les moyens propres à acquérir et à conserver la beauté du corps, suivie de L'HYGIÈNE CONJUGALE ; 1 vol. grand in-18, orné d'une jolie gravure sur acier, par MATHIEU ; prix : 3 fr.

LES PARFUMS ET LES FLEURS, leur histoire et leurs diverses influences sur l'économie humaine : 1 vol. grand in-18, orné d'une jolie gravure sur acier, par MATHIEU. Prix : 3 fr.

DE LA FIÈVRE TYPHOIDE, et de sa guérison. In-12. 30 c.

Dans cet opuscule, l'auteur donne les moyens de prévenir et de traiter cette terrible maladie, qui règne en ce moment d'une manière épidémique, et cite l'observation d'une jeune fille, atteinte de fièvre typhoïde, et rendue à la vie presque miraculeusement.

www.ingramcontent.com/pod-product-compliance
Ingram Content Group UK Ltd.
Pitfield, Milton Keynes, MK11 3LW, UK
UKHW021032180726
13838UKWH00004B/1744